Cuidados a Ostomizados

EDITOR: *Diego Molina Ruiz*

Copyright © 2016 Diego Molina Ruiz

Edita: Molina Moreno Editores molina.moreno.editores@gmail.com

Tapa blanda, Nº páginas 72. Diseño de portada: Diego Molina Ruiz

Título de la obra: Cuidados a Ostomizados

Libro número 8

Serie: Notas sobre el cuidado de Heridas

Primera edición: 14/09/2016

Autora: Mª Mercedes Murillo Vázquez

Diego Molina Ruiz Ed.

All rights reserved / Todos los derechos reservados

ISBN-10: 1537701193
ISBN-13: 978-1537701196

Edición impresa en papel y ebook disponible en:
www.amazon.com y www.amazon.es

TÍTULO DE LA OBRA:

CUIDADOS A OSTOMIZADOS

LIBRO NÚMERO 8
SERIE: NOTAS SOBRE EL CUIDADO DE HERIDAS

AUTORA:

Mª MERCEDES MURILLO VÁZQUEZ

EDITOR: *Diego Molina Ruiz*

PRESENTACIÓN

La rápida evolución que en los últimos años han experimentado los conocimientos científicos, los medios técnicos, el desarrollo farmacológico y el propio sistema de salud se evidencia en la práctica clínica diaria. Esta práctica comprende un conjunto de actividades que buscan responder a la necesidad de revelar, diagnosticar o examinar lesiones con fines clínicos o de investigación. En base a ello, los profesionales de la salud, desplegamos toda una actividad curativa o paliativa utilizando para ello técnicas y procedimientos propios.

La referencia a los cuidados está presente en todo el recorrido de la obra. Destaca ante todo que es una compilación centrada en los cuidados. El lector puede comprobar gratamente, que junto a un catálogo de variadas técnicas articuladas de manera concisa y completa, contiene actividades derivadas del cuidado, enunciadas con una terminología propia y entendible. Además de una exhaustiva y pormenorizada descripción de las técnicas imprescindibles, quien se acerque a sus páginas va a encontrar los elementos más reconocibles de cuidar en distintos lugares tanto en un ambiente clínico como en el domicilio del paciente. En este aspecto, en el texto se recupera la visión centrada en el paciente y no tanto hacia la técnica.

Por otra parte, se trata de una obra colectiva que ha conseguido reunir a un destacado grupo de profesionales. Esta acertada mistura de autores aporta un profundo saber práctico y actualizado, muy útil para la clínica, que es la que caracteriza a la cultura del cuidado. Si bien, cuidar de un modo excelente no es un acto o conjunto de acciones que se puedan improvisar o protocolizar. Es necesaria la individualidad, la especificidad del cuidado, que deben ir más allá de la técnica.

La obra completa denominada "Notas sobre el cuidado de heridas" se compone de 15 libros, de los cuales los 14 primeros tratan de manera específica distintos temas como son: Los distintos tipos de Heridas, Quemaduras, Lesiones cutáneas, los Cuidados tanto de Ostomías como de Traqueotomías, las diferentes tipos de Úlceras, y el Pie Diabético. Y por último el número 15 es un libro Resumen o Compendio que recoge o engloba a los 14 anteriores.

Para terminar, es importante para mí el agradecer a todos los componentes de éste ambicioso Proyecto Editorial todo el esfuerzo que han realizado, desde el estudio pormenorizado de los temas, conciso y conforme a los más recientes hallazgos de la investigación y tecnología, hasta las pautas éticas, poniendo a disposición de la sociedad en general, lo que pueda ser un referente necesario de práctica clínica en el cuidado avanzado de Heridas.

Diego Molina Ruiz

EDITOR: *Diego Molina Ruiz*

DEDICATORIA

El presente libro en particular y la colección "Notas sobre el Cuidado de Heridas" a la que pertenece, en general, van dedicados a todas las personas que padecen alguna de las lesiones que aquí se tratan. A las personas que las cuidan, sean familiares, profesionales o amigos. Y también a todas la personas interesadas en conocer o practicar todo el saber que su lectura ofrece.

¡Salud y Ánimo!

Diego Molina Ruiz

CONTENIDO

1	Introducción	1
2	Conceptos	3
3	Clasificación	11
4	Dispositivos	15
5	Cuidados	21
6	Complicaciones	27
7	Terapéutica	31
8	Condiciones	35
9	Resumen	39
10	Bibliografía	41
11	Anexos	43

AGRADECIMIENTOS

A todo el elenco de autores que han hecho possible la elaboración del presente libro y en su conjunto toda la colección que forman la serie denominada "Notas sobre el Cuidado de Heridas". Un equipo de profesionales que destacan por su incansable interés por la innovación basada en la evidencia. El conocimiento apoyado por la investigación y la experimentación de practicas clínicas que conforman la experiencia del trabajo diario. Con la observación y recogida de las anotaciones necesarias para ser plasmadas y compartidas a través los textos incluidos en ésta obra.

1 INTRODUCCIÓN

La elaboración del presente libro tiene como fin servir al desempeño de los profesionales de enfermería en el contexto de las ostomías. Para ello, realizaremos en su desarrollo una secuencia ordenada de conceptos y definiciones, así como una contextualización de la técnica de ostomía, con el fin de facilitar su entendimiento y poder resolver dudas respecto a su abordaje.

Una ostomía es un procedimiento quirúrgico en el que se practica un orificio o estoma para dar salida artificial a un órgano en un punto diferente al de su lugar de salida natural. Este procedimiento conlleva una serie de cambios físicos y psíquicos en el paciente, que van a influir en la percepción sobre su calidad de vida. Esta técnica se asocia a una elevada tasa de complicaciones, con el consiguiente impacto emocional sobre el paciente y un mayor coste económico para el sistema sanitario.

Las ostomías de eliminación constituyen un procedimiento frecuente en los hospitales, y los resultados en salud se ven reflejados en la supervivencia de los pacientes. A lo largo del tiempo, los métodos epidemiológicos han sido imprescindibles para identificar numerosos factores etiológicos, que a su vez han justificado la formulación de políticas sanitarias encaminadas a la prevención.

Según la Organización Mundial de la Salud (OMS), el cáncer colorrectal es la cuarta causa más común de cáncer en el mundo, con aproximadamente 875.000 nuevos casos por año, lo que se corresponde con el 8,5% de todos los casos nuevos de cáncer. En España, habría 1 ostomizado por cada 1000 personas, equivalentes al 75% de colostomías, 12% ileostomías y un 13% urostomías.

Las ostomías se clasifican atendiendo a parámetros como su función, aparato involucrado, temporalidad, etc. En cuanto a la selección del dispositivo de ostomía, entran en juego factores diversos, como el tipo de ostomía, la forma y la localización del estoma, la consistencia de las heces, la frecuencia de cambio, la sensibilidad de la piel, la forma del abdomen o la capacidad de manipulación del paciente. Es aconsejable buscar siempre la opción más cómoda y eficaz, para lo cual es necesario contar con el asesoramiento de profesionales expertos en el cuidado de ostomías.

En cuanto al manejo y los cuidados del estoma y la piel periestomal, es fundamental conocer las características normales del estoma para así poder detectar posibles complicaciones. También forma parte de los cuidados la alimentación, que debe ser progresiva y según tolere cada paciente, y la repercusión psico-emocional que acarrea este procedimiento, para el paciente y la familia, por lo que entrarían dentro del plan de cuidados que la enfermera llevará a cabo para enseñar y atender las necesidades que estén descubiertas. La relación terapéutica entre enfermería y el binomio paciente - familia es imprescindible para el buen manejo y cuidado del paciente ostomizado, así como para ayudarles y apoyarles para hacer frente a cualquier adversidad relacionada con su enfermedad.

Conociendo la repercusión que tienen las ostomías podemos afirmar que se trata de una técnica muy frecuente en el medio hospitalario, que puede afectar a una amplia población, de diversas características y expuestas a diversos factores de riesgo, por lo cual, se hace necesario invertir en investigación y formación para poder cubrir las necesidades de este tipo de pacientes. Por suerte, hoy en día contamos con una información muy amplia y valiosa respecto a las ostomías y los pacientes que la portan, se ha investigado mucho y se ha evolucionado mucho en cuanto a las técnicas, lo que no quiere decir que se haya descubierto todo, pero si podemos afirmar que los pacientes ostomizados de hoy tienen muy buena calidad de vida.

2 CONCEPTOS

2.1 Recuerdo anatómico - fisiológico del aparato digestivo

El aparato digestivo está formado por una serie de órganos huecos que forman un largo y sinuoso tubo, que mide 11 metros aproximadamente y va desde la boca hasta el ano. Los órganos que forman el tracto digestivo son: boca, esófago, estómago, intestino delgado, intestino grueso (o colon), recto y ano[1]. Además, cuenta con dos glándulas anexas, el hígado y el páncreas.

Este conjunto de órganos son los encargados de la digestión, que es el proceso de transformación de los alimentos ingeridos par que puedan ser absorbidos y utilizados por las células del organismo. La digestión se lleva a cabo mediante varias fases: transporte, secreción, absorción y excrecion[2-3].

Las glándulas anexas, el hígado y el páncreas, segregan unos jugos que llegan al intestino a través de pequeños conductos. Algunos componentes del sistema nervioso y circulatorio también juegan un papel importante en el aparato digestivo[1-3].

Histológicamente, el aparato digestivo está formado por cuatro capas concéntricas, que de dentro a fuera son:
- Capa interna o mucosa: contiene glándulas secretoras de moco y ácido clorhídrico, vasos linfáticos y algunos nódulos linfoides. Posee también una capa muscular interna o muscularis mucosae, compuesta de una capa circular interna y otra longitudinal externa de musculo liso.

- Capa submucosa: compuesta por tejido conectivo denso irregular fibroelástico. Contiene el llamado plexo submucoso de Meissner, que forma parte del sistema nervioso entérico y controla la motilidad de la mucosa y, en menor grado de la submucosa, y las actividades secretoras de las glándulas.
- Capa muscular externa: compuesta por una capa interna y otra externa longitudinal de musculo liso (excepto en el esófago que posee musculatura estriada). Esta capa tiene a su cargo los movimientos peristálticos que desplazan el contenido desde la luz a lo largo del tubo digestivo. Entre sus dos capas se encuentra otro componente del sistema nervioso entérico, el plexo de Aurebach, que regula la actividad de esta capa.
- Capa serosa o adventicia: se denomina según la región del tubo digestivo que reviste, como serosa si es intraperitoneal o adventicia si es retroperitoneal. La adventicia está compuesta por un tejido conectivo laxo. La serosa aparece cuando el tubo digestivo ingresa en el abdomen, y la adventicia pasa a ser reemplazada por el peritoneo[1].

Aunque ingerir alimentos es parte de un proceso voluntario, en cuanto empieza el acto de comer se vuelve un proceso involuntario, y pasa a estar bajo el control del sistema nervioso. En la boca comienza propiamente el proceso de digestión. Los dientes trituran los alimentos y las secreciones de las glándulas salivares humedecen e inician su descomposición química, transformándose así en el bolo alimenticio. A continuación, el bolo pasa por la faringe, sigue por el esófago y llega al estómago (cuya mucosa segrega jugo gástrico). En el estómago, el bolo pasa a llamarse quimo[3]. Al salir del estómago, el tubo digestivo se prolonga con el intestino delgado, de unos seis metros de longitud, aunque muy replegado sobre sí mismo. En su primera porción, llamada duodeno, recibe secreciones de las glándulas anexas intestinales, la bilis y los jugos pancreáticos. Todas estas secreciones contienen una gran cantidad de enzimas que degradan los alimentos y los transforman en sustancias solubles simples, como aminoácidos. El tubo digestivo continúa por el intestino grueso, de algo más de metro y medio de longitud. Su porción final es el recto, que acaba en el ano, por donde se evacuan al exterior los restos indigeribles de los alimentos.

De todos los órganos que conforman el aparato digestivo, nos vamos a centrar en el intestino delgado y grueso, por su relación con la temática de este libro.

2.1.1 Intestino delgado

El intestino delgado es un tubo estrecho que consta de tres partes: duodeno, yeyuno e íleon. Se extiende desde el estómago hasta el colon.

- Duodeno: abarca desde el esfínter pilórico del estómago hasta el ángulo duodeno - yeyunal, rodeando la cabeza del páncreas. Mide unos 25 cm. Recibe el quimo del estómago, las secreciones del páncreas y la bilis del hígado. El colédoco y el conducto pancreático principal desembocan juntos en la segunda porción del duodeno, en la ampolla de Vater, donde existe un esfínter (esfínter de Oddi) que está relacionado con el control del flujo del jugo pancreático al duodeno[3].

Yeyuno e íleon: ambas partes miden más de 4.5 m de longitud y debido a sus características semejantes, se les puede considerar como una unidad. Forman las asas del intestino delgado, situadas por debajo del colon transverso y recubiertas por el mesenterio, constituido por pliegues de peritoneo, que las sujeta a la pared abdominal posterior. La desembocadura del íleon en el colon se produce en el ciego, justo en el orificio ileocecal, a través del cual pasa el contenido del intestino delgado al intestino grueso, y que está rodeado por la válvula íleo – cecal, cuya función principal es evitar el reflujo de material fecal. En los últimos centímetros del íleon, la pared intestinal posee una pared muscular engrosada, el esfínter ileocecal, que se encuentra contraído para impedir que el contenido del íleon se vacíe en el ciego de modo brusco y continuado[3].

2.1.2 Intestino grueso

El intestino grueso se extiende desde la válvula íleo – cecal hasta el ano. Mide 1.5 metros aproximadamente. Consta de:
- Ciego: fondo de saco de unos 8 cm de longitud y 8 cm de ancho, que se comunica con el íleon a través de la válvula ileocecal.
- Apéndice vermiforme: protrusión similar a un dedo de guante, de unos 8 cm de longitud. Comunica con el ciego a nivel de la parte posteromedial de éste, a unos 3 cm por debajo die la válvula íleo-cecal y es muy móvil. Su inflamación (apendicitis) suele ser causa de intervención quirúrgica de urgencia, que si no es tratada a tiempo puede desencadenar una peritonitis.
- Colon ascendente: de unos 15 cm de longitud, se extiende desde la válvula ileocecal hasta el ángulo cólico derecho o ángulo hepático, donde gira para continuarse con el colon transverso.
- Colon trasverso: de unos 50 cm de longitud, se extiende transversalmente hasta el ángulo cólico izquierdo o ángulo esplénico, donde gira de nuevo para continuarse con el colon descendente.
- Colon descendente: es la porción más estrecha del colon, mide unos 30 cm y se extiende hasta el borde de la pelvis.
- Colon sigmoide: de unos 40 cm de longitud, se extiende desde el

borde de la pelvis hasta la cara anterior de la 3ª vertebra sacra[3].
- Recto: de unos 12 cm de longitud, se extiende hasta el conducto anal. Por su parte distal se ensancha y forma la ampolla rectal.

Conducto anal: porción terminal del tubo digestivo, situado fuera de la cavidad abdominal y en la unión recto – ano hay una transición brusca del epitelio de la mucosa intestinal que pasa a ser plano estratificado no queratinizado, ya que es una zona más expuesta a abrasiones. Tiene una longitud de 4 cm, abriéndose al exterior por un orificio llamado ano, en el que se distinguen dos esfínteres: el esfínter anal interno y el esfínter anal externo.

2.2 Recuerdo anatómico - fisiológico del aparato urinario

El sistema urinario está compuesto por el conjunto de órganos que participan en la formación y evacuación de la orina. Está constituido por los riñones y las vías urinarias. Este sistema permite mantener el equilibrio ácido- base y el balance hidrosalino, eliminando de la sangre productos de desecho del metabolismo celular y eliminándolos al exterior del organismo[4].

2.2.1 Riñón

Los riñones son dos órganos en forma de habichuela cuyas dimensiones son 12 cm de largo x 6 cm de ancho x 3 cm de espesor. Se ubican retroperitonealmente, en la parte alta de la pared abdominal, apoyados sobre el diafragma y el músculo psoas mayor. Están dispuestos en el plano frontal, su borde medial es cóncavo y presenta el hilo del órgano por donde ingresan la arteria renal y los nervios, y salen la vena renal y la pelvis renal[4]. El eje mayor converge hacia cefálico, de forma que sus polos superiores están más cerca de la línea media que sus polos inferiores. En ambos riñones, el polo superior está en contacto con la glándula suprarrenal.

La estructura del riñón consta de:
- Cápsula renal: membrana transparente, fibrosa y continúa con la capa externa del uréter que recubre al riñón.
- Zona cortical o corteza renal: de aspecto granulado, recibe el 90% del flujo sanguíneo para la función renal. En la corteza renal se sitúan algunas porciones de las nefronas (unidades funcionales básicas de los riñones que se encargan de limpiar el plasma sanguíneo y producir la orina, entre otras funciones). Cada riñón contiene aproximadamente un millón de nefronas.
- Zona medular: compuesta por las pirámides de Malpighi, cuyo vértice apunta hacia la pelvis renal. Estas pirámides crecen fusionadas, de modo que se forman 8 vértices o papilas

aproximadamente, que están llenas de pequeños orificios a través de los cuales se vierte la orina y se vacían en los cálices, que a su vez confluyen en la pelvis renal. Dentro de la zona medular se localiza el asa de Henle y el túbulo colector.

Uréter: conducto de salida de la orina del riñón. Mide unos 25 cm de longitud y unos 5 mm de grosor. Se extiende desde la pelvis renal hasta la vejiga[4].

2.2.2 Vías urinarias

Las vías urinarias están formadas por:
- Los uréteres: conducen la orina desde los riñones hasta la vejiga.
- La vejiga: bolsa muscular y elástica en la que se acumula la orina antes de ser expulsada al exterior. En su extremo inferior tiene músculo circular llamado esfínter, que se abre y se cierra para controlar la micción.
- La uretra: conducto que transporta la orina desde la vejiga hasta el exterior. En su parte inferior presenta el esfínter uretral. La salida de la orina al exterior se produce por el reflejo de micción[4].

La orina se forma en las nefronas, llevándose a cabo en tres etapas:
- Filtración: la sangre que llega a la nefrona es filtrada en la cápsula de Bowman, pudiendo ser filtradas todas las sustancias de pequeño tamaño excepto las grandes moléculas. El producto resultante tiene una composición parecida al plasma sanguíneo y contiene muchas sustancias aprovechables por el organismo.
- Reabsorción. El filtrado va pasando por los tubos de la nefrona donde se produce una reabsorción selectiva de las sustancias aprovechables que pasan a la sangre a veces por transporte activo con gasto de energía. También se reabsorbe gran cantidad de agua.

Secreción. Algunas sustancias que no se han filtrado o se han reabsorbido equivocadamente son secretadas desde los capilares sanguíneos que rodean a la nefrona al interior de los tubos de esta, obteniéndose por último la orina final. La orina ya formada va saliendo de la nefrona hacia el comienzo del uréter por donde baja a la vejiga urinaria[4].

2.3 Definición

Una ostomía es una solución quirúrgica en la que se practica un orificio o estoma para dar salida artificial a un órgano en un punto diferente al de su lugar de salida natural[5]. Existen varios tipos y cada una recibe un nombre diferente según el órgano implicado. Los tipos de ostomías más frecuentes son: colostomías (abertura artificial practicada en el abdomen para hacer asomar el intestino grueso, para la eliminación de heces y gases), ileostomía (en este caso se asoma el intestino delgado) y urostomía (da salida a la orina a través de un trayecto diferente al recorrido normal de la vejiga y la uretra)[5].

2.4 Historia y evolución

El término ostomía proviene del griego "stomatos", y significa "boca u orificio"[6]. La historia de las ostomías viene desde antaño, allá en el siglo IV, donde Praxágoras de Cos la describió por primera vez. Posteriormente, Paracelso (1491-1541) alude a los estomas como los anos artificiales como técnica para las asas intestinales dañadas. No es hasta el siglo XIII cuando Alexis Littré, al ver a un niño con una malformación rectal, propone una enterostomía[7]. El mismo, en 1710, sugirió una colostomía para el carcinoma obstructivo.

La primera intervención exitosa en el tratamiento del cáncer de recto fue realizada por Lisfranc en 1826, que consistió en la escisión del recto y ano por vía perineal, dejando una colostomía a este nivel[6].

Las técnicas quirúrgicas fueron mejorando con la aparición de la anestesia general, lo que permitió resecciones más complejas. En un intento de mejorar la exposición del recto superior, Verneuil (1873) y Kocher (1876) incluyeron la resección del cóccix y parte del sacro en la intervención. Pero fue Kraske en 1885 quien introdujo la resección del recto por abordaje posterior a través del sacro con preservación del ano y los músculos esfinterianos.

Un gran avance en la cirugía rectal se produjo cuando Sir Ernest Miles, en 1908, describió una modificación de la cirugía practicada hasta entonces. Miles resaltaba la importancia de incluir en la resección los nódulos linfáticos regionales, así como una completa extirpación del ano y recto[6].

Durante los años posteriores, con la mejora en el conocimiento anatómico y la mayor experiencia de los cirujanos, se fue perfeccionado la técnica, permitiéndose realizar todo el proceso en una sola cirugía, realizándose además una reconstrucción del tránsito intestinal con preservación del aparato esfinteriano y por ello una mejoría en la calidad de vida de los pacientes[6].

El gran avance de la laparoscopia en los últimos años, desde que en 1987 Mouret realizase la primera colecistectomía laparoscópica, también ha tenido su influencia en el tratamiento del cáncer colorrectal. Numerosos estudios ponen de manifiesto que el abordaje de esta técnica mediante laparoscopia tiene las mismas complicaciones que la cirugía abierta, con menos sangrado, mejor recuperación intestinal y una estancia hospitalaria menor[7].

2.5 Prevalencia

Las ostomías de eliminación son realizadas con mucha frecuencia en el medio hospitalario, de ahí el avance en las técnicas quirúrgicas y por ende los resultados satisfactorios en la salud de los pacientes. Según la Organización Mundial de la Salud (OMS) el cáncer colorrectal es la cuarta causa más común de cáncer en el mundo, con aproximadamente 875.000 nuevos casos por año, lo que se corresponde con el 8,5% de todos los casos nuevos de cáncer[8].

El cáncer de recto es un problema de salud de gran envergadura en nuestra sociedad, constituyendo aproximadamente un tercio del total de cáncer colorrectal. Su incidencia es de 20-25 por cada 100.000 habitantes en países europeos, con una mayor incidencia en el sexo masculino y a partir de los 70 años[6].

Como antecedentes en España ante las ostomías, en un estudio realizado en 2009, se concluyen los siguientes datos: los grupos de edad donde se presenta con mayor frecuencia las ostomías de eliminación son de 19 a 50 años, con un 30%; la condición del estoma fue en un 64% temporales y un 36% permanentes; en cuanto al tipo de estoma, las colostomías fueron más prevalentes en un 63%, seguidas de las ileostomías con un 24% y las urostomías con un 4%; con referencia a los diagnósticos, en adultos destacaron los problemas oncológicos (35%), como el cáncer de colon, de recto, de útero y de vejiga, las enfermedades inflamatorias (11%), como pólipos, divertículos y colitis ulcerosa crónica, los traumatismos abdominales (8%) y las apendicitis complicadas (7%)[6-9]. En pediatría, las malformaciones ano-rectales son las más prevalentes (9%). Otros estudios revelan que, en España, habría 1 ostomizado por cada 1000 personas, equivalentes al 75% de colostomías, 12% ileostomías y un 13% urostomías[6].

Conociendo la repercusión que tienen las ostomías, a través de los datos proporcionados anteriormente, podemos concluir que se trata de una técnica muy frecuente en el medio hospitalario, que puede afectar a una amplia población, de diversas características y expuestas a diversos factores de riesgo, por lo cual, se hace necesario invertir en investigación y formación para poder cubrir las necesidades de este tipo de pacientes. Por suerte, hoy en día contamos con una información muy amplia y valiosa respecto a las ostomías y los pacientes que la portan, se ha investigado mucho y se ha evolucionado mucho en cuanto a las técnicas, lo que no quiere decir que se haya descubierto todo, pero si podemos afirmar que los pacientes ostomizados de hoy tienen muy buena calidad de vida.

2.6 Etiología

Las causas más frecuentes de colostomía son las siguientes:

- Cáncer de colon, recto y ano.
- Oclusión u obstrucción intestinal.
- Poliposis familiar.
- Diverticulitis.
- Causas congénitas.
- Traumatismos anorrectales.
- Otras: infección perianal, fístulas[10].

Las causas más frecuentes de ileostomías son las siguientes:
- Colitis ulcerosa.
- Poliposis cólica familiar.
- Enfermedad de Crohn.
- Cáncer de colon y recto.
- Enterocolitis.
- Amebiosis[10].

Las causas más frecuentes de urostomía son las siguientes:
- Neoplasias urológicas y extraurológicas.
- Vejiga neurógena.
- Malformaciones congénitas.
- Extrofia vesical.
- Uropatías obstructivas.

Traumatismos[10].

3 CLASIFICACIÓN

Las ostomías se pueden clasificar atendiendo a diversos criterios, como son:

3.1 Según su función:

- Estomas de ventilación: su ubicación habitual es a nivel de la tráquea y su finalidad es mantener la permeabilidad de la vía respiratoria (traqueostomía).
- Estomas de nutrición: son una vía abierta de alimentación mediante una sonda en al aparato digestivo (gastrostomía, yeyunostomía).
- Estomas de drenaje: son una vía abierta mediante una sonda manteniendo una acción de drenaje.

Estomas de eliminación: su función es crear una salida al contenido fecal o urinario (ileostomía, colostomía, urostomía)[10-11].

3.2 Según el tiempo de permanencia:

- Temporales: realizadas para que, una vez resuelto el motivo que la originó, se pueda restablecer el tránsito intestinal o urinario.

Definitivas: aquellas en las que no existe solución de continuidad, bien por amputación completa del órgano o bien por el cierre del mismo[10-11].

3.3 Según el aparato implicado:

- Ostomías digestivas
    - Colostomía: exteriorización del colon a través de la pared abdominal, abocándolo a la piel con el objetivo de crear una salida artificial al contenido fecal[10]. Pueden ser:
        - Cecostomía: avocación del ciego a la pared abdominal del cuadrante inferior derecho.
        - Colostomía ascendente: en la parte derecha del abdomen.
        - Colostomía transversa: el estoma se coloca indistintamente en la parte derecha o izquierda del abdomen.
        - Colostomía descendente: en la parte izquierda del abdomen.
        - Colostomía sigmoidea: en el cuadrante inferior izquierdo del abdomen[11-12].
    - Ileostomía: exteriorización del íleon a la pared abdominal. En este caso, las heces son fluidas y continuas, siendo muy irritantes para la piel, por lo que el estoma se protruye en forma de pezón para evitar el contacto de las heces con la piel periestomal.

- Ostomías urinarias
    - Urostomía: da salida a la orina a través de un trayecto diferente al recorrido normal de la vejiga y la uretra. Puede ser:
        - Nefrostomía: es la comunicación directa del riñón con la piel.
        - Ureterostomía: exteriorización de los uréteres a la piel.

Vejiga ileal: es un tipo de urostomía que se realiza con una técnica que elimina la vejiga y conecta los uréteres al íleon, el cual se aboca al exterior formando un estoma[10-11].

3.4 Según el tipo de evacuación:

- Cerrados: están sellados en su parte inferior, siendo necesario cambiar de bolsa cada vez que se desee desechar las heces.

Abiertos: el extremo inferior está abierto con lo que la bolsa se puede vaciar. Existen dos tipos: cierre con pinza o con velcro integrado[10-11].

3.5 Según el sistema de sujeción:

- Una pieza: el adhesivo y la bolsa forman una sola pieza que se coloca directamente sobre la piel.

Tres piezas: la bolsa se adapta al disco a través de un aro de plástico. Además, llevan un tercer elemento, el clipper de seguridad, que garantiza la unión de la bolsa al disco[10].

4 DISPOSITIVOS

Los dispositivos pueden ser:
- Colectores
- Continentes

Accesorios y protectores cutáneos[10].

4.1 Bolsas colectoras

La recogida de las heces o la orina se realiza con dispositivos colectores, llamados comúnmente bolsas[5]. Estos colectores o bolsas son objeto de una continua investigación para ofrecer el máximo nivel de seguridad y comodidad al paciente.

Las bolsas colectoras deben reunir una seria de características para poder llevar a cabo su función de forma eficaz. Estas características se dividen en principales y secundarias.
- Principales:
    - Seguridad de sujeción: deben tener un poder de fijación suficiente que asegure la independencia del individuo que la porta.
    - Protección de la piel: los materiales que forman parte del adhesivo deben prevenir la irritación de la piel periestomal[10].
- Secundarias:
    - Eficacia: deben recoger óptimamente los residuos y facilitar la eliminación de gases.
    - Manejabilidad: de fácil aplicación y retirada por parte del individuo portador.
    - Discreción: deben ser discretas y no hacer ruido con el roce

de la ropa.
- Filtración: filtrar los malos olores[10].

Según su forma de sujeción a la piel, los dispositivos de ostomía pueden ser de dos tipos:
- Sistema de una sola pieza o desechables: donde la parte adhesiva y la bolsa colectora forman una unidad que se retira de la piel cada vez que se cambia por una nueva. Las bolsas pueden ser abiertas, para heces liquidas, cerradas, para heces solidas o con válvula de drenaje[5].

- Sistema múltiple o permanentes: donde la parte adhesiva y la bolsa colectora son independientes y se unen mediante un mecanismo, diferente según el fabricante. Esto permite separar la bolsa sin tener que despegar el adhesivo de la piel. Las bolas también pueden ser abiertas, cerradas o con válvula de drenaje.

En la selección del dispositivo de ostomía entran en juego factores diversos, como: el tipo de ostomía, la forma y la localización del estoma, la consistencia de las heces, la frecuencia de cambio, la sensibilidad de la piel, la forma del abdomen o la capacidad de manipulación del paciente. Es aconsejable buscar siempre la opción más cómoda y eficaz, para lo cual es necesario contar con el asesoramiento de profesionales expertos en el cuidado de ostomías[5].

4.1.1 Cambio de bolsa colectora

El objetivo de enfermería es conseguir que el paciente realice el cuidado del estoma por sí mismo y sin ayuda, que sea capaz de mantener el estoma en condiciones óptimas de higiene, así como la integridad de la piel periestomal, para prevenir posibles complicaciones. Para ello, es fundamental conseguir la adaptación del dispositivo a la persona según sus necesidades (Anexo 1).
- Material:
  - Carro de curas.
  - Bolsa para desechar residuos.
  - Empapador o cubrecama desechable.
  - Guantes no estériles.
  - Dispositivos adecuados para cada estoma[10].
- Procedimiento:
  - Lavado de manos.
  - Preparar el material y colocarlo cerca del paciente.

- Preservar la intimidad del paciente.
- Informar al paciente de la técnica a seguir e intentar hacerlo partícipe.
- Colocar al paciente en decúbito supino con el abdomen al descubierto y colocando un salva camas para evitar posibles pérdidas.
- Colocarse los guantes.
- Despegar suavemente el adhesivo, de arriba hacia abajo, sujetando siempre la piel circundante al estoma, protegiéndola.
- Desechar la bolsa e introducirla en una bolsa de plástico cerrada.
- Retirar los restos de heces con gasas humedecidas en suero fisiológico.
- Limpiar el estoma y la piel circundante con movimientos circulares, con suero fisiológico.
- Observar el estoma y la piel periestomal para comprobar que están en condiciones óptimas, proceder a secar bien la piel periestomal.
- Recortar el dispositivo al diámetro medido, teniendo en cuenta que entre la bolsa y el estoma debe existir unos 3-5 mm de piel.
- Si se sabe el diámetro del estoma se recorta la placa por la enumeración, dejándola preparada antes de retirar la bolsa usada.
- Cuando el estoma es de forma irregular, se hace una plantilla a su tamaño, aplicarla al dispositivo, recortando la bolsa o placa (con tijera curva), para evitar que quede más superficie de piel entre el estoma y dispositivo.
- Se retira el papel adhesivo de la bolsa o placa, comenzando a colocarla de abajo hacia arriba, centrándola en el estoma, por si sale efluente que caiga al interior del dispositivo, cerrando la parte inferior en bolsas abiertas, haciendo presión suave con los dedos para que se adhiera a la piel y cerrando el clip de seguridad en el sistema tripe.
- Si la bolsa es de dos piezas o más, se aplica primero la parte adhesiva, tras retirar la película, y luego se conecta la bolsa.
- La bolsa ha de pegarse sobre una piel perfectamente limpia, seca y sin vello[1].
- Registro de todas las actividades realizadas[8].

- Observaciones:
    - Realizar los cambios del dispositivo cuando esté lleno a 2/3 de su capacidad.
    - Cambiar la bolsa o placa cuando se note un escape de efluente o empiece a deteriorarse.
    - Debemos plantear la retirada de la bolsa cada vez que sea necesario, en función del volumen eliminado. Las bolsas cerradas se retiran y se sustituyen por una nueva. Las bolsas abiertas se vacían sin necesidad de renovarlas. Las bolsas de urostomía se vacían por el grifo interior de la bolsa. No debemos dejar que las bolsas se llenen por completo, ya que el peso podría facilitar que se despegue[5].
    - Asegurar la intimidad del paciente y evitar que se sienta como fuente de malos olores.
    - Involucrar en la enseñanza a un familiar o cuidador, valorando la relación que exista entre ambos.

Ofrecer tranquilidad, escuchar y responder a sus preguntas de forma objetiva, precisa y fiable[10].

4.2 Sistemas continentes

Mediante la utilización de estos sistemas conseguimos el control voluntario y el dominio del momento de evacuación de heces o gases. Estos sistemas están indicados en colostomías descendentes y sigmoidostomías con heces sólidas y con una regularidad en el débito. Existen tres tipos de sistemas continentes: irrigación, obturador y combinación de ambos[10-11].

4.2.1 Irrigación

Es un método mecánico de regulación de la actividad intestinal. Consiste en el lavado intestinal por medio de la introducción de agua (500 -1000 cc aproximadamente), a temperatura corporal a través del estoma. Este método se basa en que la colostomía solo funcionará como respuesta al estímulo mecánico, que es la instalación regular de agua (cada 24 o 48 horas)[10].

La irrigación nos permite mantener el intestino y el estoma limpio de heces, por lo que, además de como método de continencia, se puede emplear en algunas complicaciones, como abscesos periestomales y dehiscencias, así como en el estreñimiento y para la preparación del colon.

El material requerido para llevar a cabo esta técnica es el siguiente:
- Depósito de agua con escala de temperatura.
- Cono de plástico.

- Tubo de plástico transparente que une el depósito con el cono y tiene una válvula para regular el paso del líquido.
- Manga de irrigación que se sujeta al abdomen mediante una base y un cinturón[10].

El procedimiento es el siguiente:
- Llenar el depósito con agua templada. Cebar el tubo para eliminar todo el aire de su interior y lubricar el cono.
- Fijar la manga a la base del cinturón y colocar ésta alrededor del estoma sujetándola con el cinturón.
- Realizar un tacto para comprobar la dirección del intestino.
- Introducir el cono en la colostomía a través del extremo superior de la manga. Abrir la válvula de paso para que, poco a poco, vaya entrando el agua en el colon[10]. Hay que tener en cuenta que la bolsa de agua debe quedar a la altura del hombro.
- Cuando ha entrado toda el agua, se cierra la válvula, se retira el cono y se dobla la maga cerrándola en la parte superior.
- En el momento que empieza la descarga, se desdobla la manga, se cierra solo la parte superior y se introduce la inferior en el inodoro hasta que se completa la evacuación.

Una vez ha finalizado la evacuación, se procede a la higiene de la colostomía. Después, el paciente se puede colocar una bolsa colectora o un obturador.

Esta técnica requiere del adiestramiento por parte del personal de enfermería, siendo fundamental que esté presente la primera vez que el paciente la realiza, para así evitar posibles complicaciones.

4.2.2 Obturador

El obturador es una prótesis externa con forma de tapón que asegura una colostomía continente durante el periodo en el que está puesto. Está compuesto por una espuma de poliuretano, que se presenta comprimida a la mitad de su volumen y envuelta en una película de alcohol polivinilo[10-12]. Para su fácil inserción, el extremo del obturador se presenta lubricado por polietilen glicol.

El mecanismo de acción del obturador es sencillo: a los pocos segundos de introducirlo en el estoma, la película hidrosoluble se disuelve y el obturador se expande bloqueando la salida de heces, pero manteniendo la salida de gases. El ruido de los gases se elimina y el mal olor queda retenido en un filtro que va en la cubierta. Así se consigue una continencia real sin ruidos ni olores.

Existen dos tipos de obturadores:
- De una pieza: el adhesivo y el tapón forman un solo elemento. Esta

precortado y listo para usar.
- De dos piezas: compuesto por un disco adhesivo y un obturador. El disco es recortable[10].

Hay que remarcar que el uso de obturador y la técnica de irrigación son compatibles, puesto que se complementan.

4.3 Accesorios y protectores cutáneos

- Placas autoadhesivas: con una elevada proporción de hidrocoloides, son altamente absorbentes y protectoras, muy indicadas para irritaciones de la zona periestomal.
- Pasta niveladora: se usa como pasta de relleno en pliegues cutáneos, desniveles, para favorecer la adaptación de los dispositivos y evitar fugas. Tiene propiedades regenerativas para la piel.
- Desodorantes: en forma de polvos para eliminar el olor. Se aplican dentro de las bolas antes de su colocación[10].
- Filtros sueltos: se pegan en la parte superior de las bolsas y posteriormente se perforan con un alfiler. Se utilizan en bolsas que no llevan filtros o bien cuando se necesita una mayor capacidad de filtración.
- Crema barrera: garantiza el equilibrio del Ph cutáneo y actúa como barrera frente a la humedad, reduciendo los efectos irritantes de la orina y heces. Está indicada en irritaciones de la zona periestomal.
- Película protectora: forma como una segunda piel que protege la piel contra productos de desecho, sin impedir su transpiración. Se utiliza para prevenir posibles irritaciones. Esta película aumenta la adhesividad de las resinas.
- Toallitas y loción limpiadora: para limpiar la zona periestomal, útiles para viajes[10].

5 CUIDADOS

5.1 Cuidados en el post-operatorio

En el postoperatorio inmediato, el estoma puede presentar un edema leve o moderado, con presencia de un ligero sangrado debido a la alta vascularización de la zona. Suele tener un diámetro de 30-35 mm y lo ideal es que este elevado sobre la superficie de la piel unos 5mm[6-12]. Tiene que tener la misma temperatura que el resto del abdomen. En los estomas no hay inervación sensorial, por lo que sensaciones como el dolor no pueden ser sentidas. Por ello, debemos tener precaución con los daños accidentales en el manejo del estoma.

Los cuidados de enfermería se pueden dividir en dos fases: post operatorio inmediato, que abarca las primeras 72 horas, y post operatorio tardío, que durará hasta que el paciente sea dado de alta[7].

Estos cuidados podemos dividirlos de la siguiente manera:

-Valoración física del paciente:
- Vigilancia de las constantes vitales (FC, FR, TA, Sat O2).
- Restablecimiento hemodinámico (aportes y pérdidas).
- Control de la herida quirúrgica (sagrado, edema, temperatura, color etc.).
- Patologías añadidas.
- Piel periestomal.
- Peristaltismo intestinal.

-Valoración continuada sobre posibles complicaciones inmediatas.
-Educación sobre autocuidados.
-Estimulación de la comunicación.
Comprobar la correcta asimilación de la información recibida[5-10].

5.2 Características y cuidados del estoma

Un estoma no es una herida, es mucosa, y como tal tiene unas características que, aunque distintas a la epidermis, debe ser considerada como normal[14]. Debemos tener en cuenta las características normales del estoma, para así poder detectar cualquier complicación que se avecine. Todos los estomas tiene en común:

-Son rojos y de mucosa brillante, semejante a la parte interna de la mejilla.
-Se puede considerar normal que sangren un poco.
-Suelen ser húmedos y blandos[5].
-No tienen sensación y no duele si se tocan.
-La piel de alrededor debe estar intacta, esto es, no debe estar enrojecida, ni agrietada ni irritada[6].

Resulta imprescindible hacer del cuidado del estoma una tarea rutinaria y diaria sin ayudas de otras personas, al ser posible. El paciente se podrá duchar o bañar con toda normalidad, tanto si lleva puesta la bolsa o no, ya que el agua no afecta al estoma y tampoco puede acceder al interior, excepto en el mar o en la piscina[5]. Es recomendable hacer el cambio de dispositivo en ayunas.

En el artículo "Dermatologic considerations of stoma care" del autor Rothstein, MS., se afirma que la piel del estoma se tiene que lavar cuidadosamente con agua tibia y un jabón que no reseque la zona[15]. En el artículo "Peristomal skin care: an overview of available products" del autor Black, P., se indica que el limpiador de la piel que tiene un pH de 5.5 es el más adecuado para la piel del estoma[16]. Según la "Guía clínica para el cuidado integral del paciente íleo o colostomizado" de los autores Gil García, N. y Bóveda Fernández, P., el estoma ha de secarse por toques[17].

5.3 Cuidados de la piel periestomal

La piel de alrededor del estoma se llama piel periestomal. Esta piel debe estar intacta, no debe estar irritada, ni enrojecida ni agrietada. Esto es, debe tener la misma apariencia que el resto de la piel del abdomen. La piel periestomal debe ser observada y cuidada, evitando el contacto con el contenido evacuado, manteniéndola limpia, seca e hidratada en todo momento.

El manejo y cuidado de la piel periestomal comienza en el preoperatorio. Es muy importante la selección o marcaje del sitio del estoma, ya que este procedimiento tiene relación directa con la rehabilitación psicológica y física del paciente[6].

La principal función del marcaje del estoma es la reducción de complicaciones, entre las que encontramos las irritaciones, dolor, necesidad de bolsas personalizadas y la mala adaptación del pacioente[6]. Para ello, se sugieren una seria de recomendaciones:

- Realizar la apertura del estoma a través del musculo recto del abdomen, para minimizar el prolapso y la hernia, y en la parte más prominente para facilitar la visibilidad del paciente. Hay que tener en cuenta que, si es demasiado alta, el paciente no podrá ocultarla con la ropa.
- El estoma debe estar retirado de la incisión quirúrgica y de otros estomas, fistulas o áreas de drenaje, para evitar la contaminación bacteriana.
- Debe ser construido con una cierta distancia del ombligo, cicatrices y otras superficies irregulares, de modo que el área de la bolsa sea lisa y nivelada, para así eliminar las fugas.
- Deben evitarse las prominencias óseas[6].
- El uso de dispositivos ortopédicos, incluyendo los apoyos y sillas de ruedas, también pueden ser considerados antes de la selección de marcaje.
- Un círculo de 3,5 cm de piel lisa, intacta alrededor del estoma, permitirá la adhesión de la mayoría de los sistemas de bolsa de ostomía.

En cuanto a la higiene, limpiaremos suavemente con agua y jabón neutro, haciendo movimientos circulares de dentro hacia fuera. Secar con una toalla o gasa a toquecitos, evitando frotar bruscamente. Una vez la piel periestomal esté limpia y seca, se colocará la bolsa colectora. En el artículo "Estudio sobre la eficacia de la cura de lesión de piel periestomal con apósito hidrocoloide" del autor Carrascosa González, C., se indica que hay que lavar la piel periestomal con suero fisiológico, con pequeños toques, arrastrando con una gasa húmeda si fuera necesario los restos de material fecaloideo y de pegamento de la bolsa anterior; no usar betadine, alcohol ni otro antiséptico[18-19].

Los agentes agresores de la piel son:
- Humedad: favoreciendo la maceración y reblandecimiento de la piel y con ello las infecciones localizadas.

- Irritaciones químicas: debido al contacto permanente con residuos fecales u urinarios.
- Mala higiene: la piel periestomal requiere de una limpieza adecuada, con agua y jabón Ph neutro, ya que los jabones alcalinos destruyen la capa grasa natural de la piel que forma la barrera protectora de la piel.
- Irritaciones físicas o mecánicas: debidas al uso inadecuado de los adhesivos de los dispositivos. Cuanto más frecuentes sean los cambios, mayor será el número de células epiteliales arrancadas.
- Reacciones alérgicas: se recomienda la prueba del parche con el fin de detectar algunas reacciones alérgicas y evitar exponer la piel de la persona a sustancias no conocidas.

Para prevenir la irritación de la piel debemos tener presente unas pautas generales:
- Para evitar irritaciones de la piel, debido a la salida accidental de heces o de orina, es fundamental ajustar bien el diámetro de la bolsa con el del estoma.
- Emplear en la limpieza jabón neutro y agua, no usar detergente, antisépticos, desinfectantes o alcohol, que dañan la acidez natural de la piel.
- Usar una esponja suave o gasas.
- No aplicar colonias ni desodorantes sobre la piel cercana al estoma.
- Secar la piel con una toalla suave o una gasa, dando pequeños toques.
- No usar fuentes directas de calor para secar la piel.
- Si queda algún residuo de adhesivo sobre la piel, no despegarlo rascando, sino empleando el efecto del adhesivo de la nueva bolsa que apliquemos.

Para rasurar el vello, emplear maquinilla de máxima suavidad en el sentido del vello[5].

5.4 Criterios de elección de los dispositivos colectores

La elección del dispositivo colector va a depender fundamentalmente del tipo de ostomía, de la consistencia de las heces y de la sensibilidad de la piel periestomal[5-6].
- En colostomía ascendente y transversa, emplearemos bolsa abierta si las heces son muy líquidas o bolsa cerrada si son pastosas. Podemos elegir entre bolsas de 1 ó 3 piezas.
- En colostomía descendente y sigmoide, usaremos bolsas cerradas, pudiendo elegir entre bolsas de 1 ó 3 piezas. Podeos utilizar también los métodos de irrigación, obturador o ambos.
- En ileostomías, se usarán bolsas abiertas, con cierre de pinza, y pueden

sr de 2 ó 3 piezas.

En urostomías, las bolsas pueden ser con válvula de vacío y válvula antirreflujo, y pueden ser de 1 ó 3 piezas[6]. (Anexo 2).

5.5 Alimentación

Inmediatamente después de la cirugía, se mantendrá una dieta absoluta y se irá introduciendo alimentos según proceda y según tolere el paciente. En el caso de ostomías digestivas, pues para las urostomías no sería necesario tomar estas medidas dietéticas, el paciente recibirá líquidos y nutrición a través de fórmulas intravenosas, hasta que aparezcan sonidos intestinales y flatos en la bolsa colectora. Una vez esto suceda, se comenzará con tolerancia liquida en pequeñas cantidades, y si en 24 horas la tolerancia es efectiva, se le facilitarán alimentos de forma y consistencia progresiva[9].

La alimentación es un tema que preocupa mucho a los pacientes, sobre todo de cara al alta. Para ello, enfermería debe instruir e informar cuidadosamente al paciente frente a su alimentación, aportando consejos y medidas dietéticas, basándose en su dieta habitual.

No existen reglas dietéticas para pacientes ostomizados, ya que cada individuo responde de manera diferente. La mayoría de los pacientes pueden ser animados a seguir una dieta normal, sana y equilibrada, que contenga todos los grupos de alimentos (carbohidratos, proteínas, fruta y verduras, lácteos, grasas y azúcares). Si es cierto que los pacientes deben ser prudentes y conscientes de que ciertos alimentos de la dieta puedes ocasionarles problemas de estreñimiento, diarreas o flatulencia[10].

- Alimentos que pueden causar estreñimiento: hongos, fruta seca, maíz tierno, coco, naranja, nueces, palomitas de maíz, frutas y hortalizas de piel dura, etc.
- Alimentos que alivian el estreñimiento: frutas cocidas, verduras cocidas, frutas frescas, jugo de fruta, agua y copos de avena[9-10].
- Alimentos que pueden causar diarreas: bebidas alcohólicas, zumo de manzana, café, lácteos, verduras frondosas verdes, frijoles al horno, regaliz, chocolate, tomates, etc.
- Alimentos que producen flatulencia y olor: espárragos, manzanas, cerveza, repollo, cebolla, brócoli, coles de Bruselas, coliflor, pepino, huevos, alimentos grasos, etc.
- Alimentos a ayudan a espesar la salida: patatas, arroz blanco, plátanos, compota de manzana, etc.

Alimentos que controlan el olor: perejil, jugo de arándanos, yogur, jugo de naranja.

6 COMPLICACIONES

Las complicaciones de los estomas se clasifican en función del momento de su aparición, en dos grupos. Así, tenemos las complicaciones precoces o tempranas, producidas en el postoperatorio inmediato, y las tardías, si aparecen pasados un mes de la intervención[20].

6.1 Complicaciones precoces o tempranas

Representan entre el 39-82% de todas las complicaciones de los estomas, lo que supone un aumento de la estancia hospitalaria y de los cuidados en atención primaria, lo que incrementa los costes tanto económicos como psicológicos. Estas complicaciones pueden ser graves, requiriendo incluso de reintervención en el 7% de los casos, con una mortalidad que oscila entre el 0,6 y el 8%. Suelen aparecer de forma aislada, pero es relativamente frecuente la asociación de dos o más complicaciones en el mismo paciente[11-20].

- Infección/ absceso

Son menos frecuentes y se manifiesta por dolor en la zona periestomal, inflamación, supuración y fiebre. Puede surgir como consecuencia de la infección de un hematoma o un granuloma de la sutura, o de la contaminación del lecho quirúrgico cuando se revisa o se reconstruye un estoma en el mismo lugar. El tratamiento incluye antibioterapia, curas locales y, si hay absceso, drenaje quirúrgico.

- Dehiscencia mucocutánea

Puede ocurrir por una tensión excesiva, porque el orificio de la piel es demasiado grande en relación al intestino exteriorizado o como consecuencia de una infección superficial[20]. La dehiscencia puede estar limitada a un sector o puede ser total, lo que a largo plazo es un factor predisponente a la estenosis del estoma. Los cuidados enfermeros son esenciales para mantener limpio el espacio subcutáneo entre el estoma y la piel, rellenando la zona con diferentes productos absorbentes, hasta que la nueva unión mucocutánea se cierre por segunda intención[20].

- Sangrado

Se presenta en el 2-3% de casos. Puede ser debido a la lesión de un vaso submucoso o subcutáneo, o a una ulceración en la mucosa del estoma. El tratamiento depende del origen y la intensidad del sangrado. Si la hemorragia es enterocutánea, puede resolverse con compresión, aplicando compresas con suero frio o empapadas con adrenalina. Si hay un vaso sangrante, se hace hemostasia local con sutura reabsorbible. En caso de hematoma, puede ser necesario la revisión quirúrgica para evacuarlo y hacer hemostasia, evitando comprometer la viabilidad del estoma [9-20].

- Necrosis

Es la complicación más grave durante el postoperatorio. Las causas más frecuentes son la tensión del mesenterio y la desvascularización del asa cuando se realiza el estoma. Es más frecuente en pacientes obesos con mesos cortos y en la cirugía urgente. La incidencia es mayor en las colostomías, sobre todo en la sigmoidea terminal, que, en las ileostomías, probablemente como consecuencia de la ligadura arterial y la insuficiencia de la circulación colateral. Clínicamente, el estoma adquiere una coloración granate oscura o negra, generalmente en las primeras 24 horas tras la intervención[20]. El tratamiento varía según la extensión de la necrosis: si solo afecta de forma superficial, puede adoptarse una actitud conservadora hasta que se forme secundariamente una nueva unión mucocutánea; si posteriormente se produce estenosis u otra complicación, se puede reconstruir el estoma de forma electiva; pero si la necrosis se extiende en profundidad bajo los planos miofasciales y el perineo, está indicada la re-operación inmediata para resección y reconstrucción del estoma.

- Hundimiento/ retracción

Ocurre cuando el extremo del estoma se sitúa bajo la superficie de la piel (a 0,5 cm o más) durante las 6 primeras semanas. La causa más común es la tensión en el intestino, con mayor frecuencia en obesos por la combinación de la existencia de mesos gruesos y cortos y un mayo espesor del tejido celular subcutáneo. El tratamiento en los casos leves es conservador. Si el hundimiento es importante, puede ser necesario revisar el estoma[9].

- Cutáneas

Constituyen las complicaciones precoces más frecuente, produciéndose en el 3-42% de los pacientes. Se pueden producir por dermatitis irritativa de contacto, lesión mecánica, infección por Cándida o una foliculitis y una dermatitis alérgica. Tiene mayor incidencia en las ileostomías, debido a que las heces son más líquidas y su emisión es más frecuente[20]. La mayoría de las veces se produce por cuidados inadecuados del estoma o por aplicación errónea de los dispositivos. El tratamiento debe ser individualizado, siendo primordial adaptar el diámetro de a abertura de las placas de las bolsas al tamaño del estoma.

- Alteraciones hidroelectrolíticas

Hasta el 20% de los pacientes portadores de una ileostomía padecen de diarrea y deshidratación, con la perdida de grandes cantidades de sodio en el líquido fecal. Por ello, a largo plazo, los pacientes ileostomizados presentaran con frecuencia hipomagnesemia y absorción disminuida de vitamina D y ácido fólico, así como una mayor incidencia de cálculos renales y biliares.

- Obstrucción intestinal

Es más frecuente en pacientes ileostomizados, debida a adherencias, a una hernia interna, a la torsión del asa exteriorizada, a un trayecto subcutáneo "en bayoneta", etc. Clínicamente se manifiesta por dolor y distensión abdominal, náuseas, vómitos y ausencia de contenido fecal en la bolsa, o puede producirse la salida de un gran volumen de efluente acuoso por el estoma. Tanto en las obstrucciones parciales como totales, los pacientes presentan deshidratación y alteraciones electrolíticas asociadas, que si no es tratada puede evolucionar a una insuficiencia renal. El tratamiento inicial es conservador, siendo en muchos casos suficiente para que se resuelva la obstrucción[20]. Si no fuera así o si aparecen signos de irritación peritoneal, debe procederse a la re-operación.

6.2 Complicaciones tardías

Este tipo de complicación se produce principalmente en los estomas definitivos, aunque en algunas ocasiones pueden manifestarse de forma temprana, o en estomas temporales[9-20].

- Estenosis

Es el estrechamiento del estoma, donde no es posible introducir un dedo o una sonda fina. Las causas suelen ser la infección local, la retracción del estoma, la malignidad o los fallos en la técnica, entre otros. Para el tratamiento se suelen emplear medidas dietéticas, teniendo cuidado con la fibra, que hay que triturarla bien. También puede usarse la irrigación. Si la estenosis no se resuelve, su corrección implica en la mayoría de los casos la resección y re-confección del estoma.

- Prolapso

Consiste en la protrusión del estoma por encima de la superficie abdominal. Cualquier estoma puede prolapsar, pero sobre todo se asocia con las colostomías de asa. Tiene mayor incidencia en niños que en adultos. Aunque la etiología no está clara, se asocia a una discordancia entre el tamaño del intestino y la apertura realizada a nivel de la pared abdominal.

- Hernia paraestomal

Es una hernia incisional asociada al estoma. En su etiología están presentes factores como el fallo en la técnica quirúrgica, las complicaciones postoperatorias o las características individuales del paciente. Es más frecuente en colostomías y en estomas de tipo terminal, debido al carácter temporal de los estomas en asa. Suelen cursar asintomáticas, pero pueden producir complicaciones del tipo de molestias locales, sensación de masa y dolor o dificultad en la aplicación del dispositivo colector.

- Mal posición

Es una de las complicaciones más frecuentes y más fácilmente prevenible. Se debe a una localización inapropiada que dificulta el autocuidado del estoma al no permitir la correcta limpieza, interfiere con la capacidad de mantener la bolsa de colostomía adherida con seguridad en la piel, dificulta la ocultación del estoma debajo de la ropa e impide la libertad de movimiento sin temor a las fugas.

- Cutáneas

Su incidencia oscila entre un 12 y un 43%, y consisten principalmente en dermatitis, escoriación y escaras. Se relacionan con defectos en la realización del estoma, como la mala posición o retracción. El tratamiento consiste en la limpieza cuidadosa de la piel con agua, secado y la aplicación de pastas, polvos o cremas protectoras.

7 TERAPÉUTICA

Una relación terapéutica se basa en el proceso interpersonal que tiene lugar entre la enfermera, el paciente y la familia. Esta relación es intencionada, con objeto de promover los mejores intereses y resultados para el paciente[10]. Está demostrado que la relación terapéutica o de ayuda constituye un aspecto fundamental en la atención de las enfermeras y tiene cualidades muy afincadas en la relación entre la enfermera y el paciente. Entre estas cualidades están la escucha activa, la confianza, el respeto, la sinceridad, la empatía y la respuesta a las preocupaciones de los pacientes[21].

Por ello, enfermería requiere de unos conocimientos específicos acerca del paciente ostomizado y de sus necesidades, para que dicha relación pueda ser eficaz. La enfermera necesita conocer:

- El trastorno o el proceso patológico que afecta al paciente.
- El motivo por el que la cirugía requiere una ostomía, temporal o permanente[21].
- El tipo de ostomía.
- El entendimiento y las perspectivas de vida del paciente con una ostomía.
- La red de apoyo disponible, tanto familiar como de recursos comunitarios, económicos u otros.

La relación terapéutica comienza antes de la intervención quirúrgica, a fin de entablar una comunicación temprana para obtener información acerca de la interpretación y sentimientos del paciente sobre su patología, la imagen corporal, su vida cotidiana, la cirugía, así como las circunstancias, funciones y relaciones familiares[21].

Resulta fundamental en la relación terapéutica, realizar una valoración y evaluación integral del paciente y su familia que incluya aspectos como: historial y estado físico, conductas psicosociales (afrontamiento y adaptación, imagen corporal distorsionada, calidad de vida, sexualidad) y normas culturales, espirituales y religiosas[21].

7.1 Historial y estado físico

La historia clínica y la exploración física proporcionan información relevante, que nos servirá como datos de referencia para el desarrollo de un plan de atención integral e individualizado. Esta valoración deberá incluir:
- Datos demográficos, edad y sexo.
- Diagnóstico y problemas que presente el paciente.
- Pronóstico (curativo o paliativo).
- Plan quirúrgico que incluya el tipo de ostomía, duración esperada (temporal o permanente).
- Interpretación del paciente y su familia ante la cirugía.
- Preparación psicológica del paciente y la familia.
- Historial social que incluya la ocupación, las relaciones interpersonales, la sexualidad, las prácticas culturales y espirituales y las consideraciones económicas en relación con el mantenimiento de la ostomía[21].
- Limitaciones físicas y cognitivas, condiciones ambientales y de vida que podrían afectar al aprendizaje y al autocuidado.
- Evaluación funcional centrada en las capacidades cognitivas y psicomotoras necesarias para el automanejo de la ostomía, incluyendo la identificación de pacientes con necesidades específicas, como son problemas de destreza, vista o audición.
- Evaluación abdominal para marcar el lugar del estoma.

La cirugía de ostomía altera radicalmente la eliminación urinaria y/o fecal, obligando al paciente a adquirir nuevas habilidades y destrezas que le sirvan para manejar la propia ostomía, el residuo fecal o urinario producido y la piel periestomal.

7.2 Conductas psicosociales

Los pacientes ostomizados están vinculados a múltiples retos psicosociales que influyen negativamente en su calidad de vida. Diversos estudios demuestran que este tipo de paciente crea inicialmente una dependencia desagradable vinculada a sensaciones de angustia, entre las que encontramos la depresión y la ansiedad, dando lugar a múltiples estrategias defensivas[21]. La posibilidad de contar con factores como la formación, el respaldo de profesionales sanitarios, el apoyo emocional y el ánimo de la familia y círculo más cercano, ayuda a estos pacientes a que recuperen una sensación parcial de autonomía. Para ello, es necesario que la información pre y postquirúrgica sea un proceso continuo.

La recuperación a largo plazo se caracteriza inicialmente por hacerse con el control del cuidado de la ostomía, luego por tratar de recuperar la sensación de normalidad y restablecer las actividades laborales y sociales.

7.3 Afrontamiento y adaptación

Los pacientes ostomizados deben tratar con retos psicológicos relacionados con una disminución de control personal, especialmente durante la recuperación postoperatoria más inmediata. Los estilos de afrontamiento más comunes en estos pacientes son las estrategias de confrontación diseñadas para recuperar la autonomía en el manejo de la ostomía y restablecer la sensación de autooeficiencia[21]. Estudios como los de McVey, Madill y Fielding, Reynaud y Meeker, revelan que las intervenciones de las enfermeras para aumentar la autoeficiencia de los pacientes en el manejo de la ostomía sirvieron para potenciar su lucha por restablecer una sensación de normalidad tras la cirugía[21].

Toda persona ostomizada tiene derechos y deberes, los cuales se les darán a conocer y se respetarán, con el fin de lograr su adaptación y el reintegro a su vida social, sexual, familiar, etc. Cuando brindemos los cuidados y la educación sobre los mismos, lo haremos siempre respetando su individualidad, su intimidad, evitando exponer al paciente y su estoma ante otros enfermos u familiares.

Enfermería prestará atención al paciente, no solo respecto al cuidado de su estoma, sino también atendiendo a todo su ser, atendiendo los aspectos psicológicos, que van a sufrir cambios importantes en lo referente a la aceptación de la imagen corporal, la vida sexual y familiar, etc.

8 CONDICIONES

Condiciones y Calidad de Vida

El fenómeno de la ostomía significa nada más y nada menos que la irrupción violenta y casi por sorpresa en la vida de una persona y que con el efecto de un "mazazo", aplasta a su persona. El cuerpo y la mente se quedan desnudas, vacías, hundidas. Este fenómeno se da, pudiendo describirse con mayor o menor dramatismo, pero lo esencial es que realmente pasa, y sobre todo pasa a solas en la mente del enfermo.

Cualquier enfermedad crónica no daña únicamente a las condiciones físicas, sino que repercute también en el estado emocional y psicológico, en los hábitos cotidianos y en el día a día de la persona enferma y su entorno más cercano.

Por ello, cada vez más, los profesionales sanitarios somos más conscientes de que el estado de salud de una persona no depende únicamente del estado de sus órganos, sino más del modo en que vive cada día con su enfermedad.

Las perturbaciones en el estilo de vida, los déficits funcionales y discapacidades físicas inducidas por la enfermedad, afectan sin dudas al bienestar, pero esto no impide o no debe impedir adaptarse a estas nuevas condiciones de vida, logrando el máximo bienestar

A continuación, vamos a tratar algunos de los aspectos que con mayor frecuencia afectan y/o se ven alterados en pacientes portadores de ostomías.

- Sexualidad y relaciones personales

Las investigaciones existentes muestran que los pacientes experimentan ansiedad y expresan preocupación por las cuestiones sexuales. La revisión sistemática de Brown y Randle (2005) refirió disfunción sexual en el 45% de las personas portadoras de colostomías, y disfunción eréctil en el 90% de los varones sometidos a una cistectomía radical y urostomía[21]. La sexualidad es una parte integral de la calidad de vida y está estrechamente ligada a la imagen corporal, la autoestima y seguridad de la persona afecta[22].

Resulta evidente que portar una ostomía es violento e incómodo, alterando la percepción de la imagen corporal. Esto conlleva a la preocupación sobre el sexo y la intimidad, y sobre la aceptación del cónyuge o pareja. Las relaciones personales comprensivas son un elemento importante para aceptar cualquier tipo de intervención quirúrgica. La clave es, la comunicación y el respeto[10-22].

Es evidente que la ostomía afecta a los dos miembros de la pareja, y es un tema que se debe hablar para adaptarse ambos a la nueva situación. Las relaciones sexuales no están contraindicadas en personas portadoras de ostomías, y la gestación, tras una recuperación satisfactoria, no está prohibida.

- Participación social y grupos de apoyo

La participación social y los grupos de apoyo son uno de los pilares básicos para la promoción de la salud. Entre o grupos de apoyo, la familia se constituye en el grupo básico para el apoyo que requiere la persona ostomizada[23]. Serán los miembros de la familia quienes con sus acciones de apoyo pueden contribuir con el proceso de adaptación del paciente a su nueva vida, es por ello que se les debe hacer partícipe desde el preoperatorio hasta la rehabilitación.

- Normas culturales, espirituales y religiosas

Son varios los factores culturales y religiosos que pueden influir en la respuesta del individuo a la ostomía, entre los que se incluyen las creencias religiosas, el grado de religiosidad y las costumbres religiosas y espirituales especificas observadas en la vida cotidiana. Aunque existe poca literatura científica al respecto, resulta inevitable negar que las consideraciones culturales influyen en la adaptación de la ostomía, y que la evaluación del patrimonio cultural del paciente es un componente esencial de la valoración integral de enfermería[21].

- Olor

Sin duda alguna, el olor es uno delos elementos que más inquietud produce en personas portadoras de ostomías, sobre todo digestivas[13]. Actualmente, las bolsas de ostomía están fabricadas con una película bloqueadora de olores, de manera que el olor queda dentro de la bolsa. Solo será más evidente en el momento de vaciado o cambio de la bolsa.

Se debe tener en cuenta que algunos alimentos y medicamentos pueden acentuar el olor, tanto en las urostomías como en las íleo y colostomías. Algunos ejemplos son: espárragos, brócoli, coles de Bruselas, repollo, coliflor, huevo, pescado, ajo, condimentos y suplementos alimenticios, etc[13].

- Gases

A medida que el intestino comienza a funcionar tras la cirugía, se procede a la eliminación de gas en la bolsa colectora. Si el paciente sufre de gases antes de la intervención, probablemente tendrá el mismo problema tras ella. Los gases pueden ser producidos por los alimentos ingeridos, al tragar aire al comer, beber bebidas gaseosas y masticar chicle. Para aminorar las molestias, se puede usar bolsas con un filtro, que deja salir el gas pero no el olor. Este filtro también minimiza la acumulación de gases de manera que la bolsa no se infla como un globo[13].

- Bloqueo de alimentos

Podemos sospechar de bloqueo de alimentos cuando en una ileostomía de pronto se detiene el drenaje o éste es solo líquido acuoso, y además se acompaña dolor abdominal[13]. Esto es debido a que los alimentos con mucha fibra tienen dificultad para pasar por el intestino y salir por el estoma. Los síntomas pueden ser calambres, inflamación del estoma y distensión abdominal. Para evitar esto, debemos controlar el consumo de apio, verduras chinas, coco, nueces, frutas secas, entre otros.

9 RESUMEN

Las ostomías de eliminación, tanto digestivas como urológicas, constituyen un procedimiento frecuente en los hospitales, y los resultados en salud se ven reflejados en la supervivencia de los pacientes. A lo largo del tiempo, los métodos epidemiológicos y de investigación han sido imprescindibles para identificar numerosos factores etiológicos, que a su vez han justificado la formulación de políticas sanitaria encaminadas a la prevención, los cuidados y la aceptación.

El personal de enfermería de cualquier servicio sanitario debe estar preparado para proporcionar una correcta asistencia e información al paciente ostomizado, ya que se ve muy afectada su imagen corporal y la aceptación de la ostomía. Por tanto, las modificaciones producidas por la ostomía dependerán de la aceptación del individuo, de sus necesidades biológicas, psíquicas y de las reacciones de los familiares más cercanos, así como de sus amistades y, sobre todo, de la pareja sentimental.

Lo primero que debemos saber es la causa por la que se realiza la ostomía. Entre las ostomías digestivas, el cáncer colorrectal es la indicación más común para las colostomías, pero también se utilizan para la gestión de anomalías congénitas anorrectales, la enfermedad diverticular, la enfermedad inflamatoria del intestino, y en numerosos traumas. Entre las ostomías urológicas, encontramos neoplasias urológicas y extraurológicas, vejiga neurógena y uropatías obstructivas, entre otras.

Conociendo todas estas repercusiones, es importante realizar una actuación temprana, transmitir seguridad, comodidad y adoptar conductas que favorezcan la intercomunicación, y así poder conseguir una mejor aceptación de la nueva situación por parte del paciente, una óptima calidad de vida y salud física, a través de una correcta educación y asistencia sanitaria.

El proporcionar cuidados especializados de ostomía comienza antes de la intervención quirúrgica y continúa durante todo el postoperatorio, el período de rehabilitación y durante toda la vida del paciente. Algunas de las cuestiones de la gestión de la salud que se requieren tras la creación de una ostomía son: el tamaño del estoma, el tratamiento de las complicaciones de la piel periestomal, el acceso a los productos, tanto de higiene como de colectores y demás accesorios, y la situación económica, la consulta dietética y el apoyo emocional.

Los pacientes portadores de ostomías, no solo tienen que afrontar su diagnóstico, sino también tienen que aceptar y acostumbrarse a vivir con el estoma. Una vez que la persona recibe el diagnóstico, los temores tienden a centrarse en la repercusión, en la cirugía y en las terapias adyuvantes. Irónicamente, el propio estoma puede representar un recordatorio constante de la enfermedad a los pacientes. Esta es la razón por la que requieren rehabilitación tanto física como psicológica. Por tanto, la atención a los enfermos ostomizados ha de ser integral y personalizada.

10 BIBLIOGRAFÍA

1. Boticario C y Cascales M (2012) Digestión y metabolismo de nutrientes. UNED. Madrid ISBN 978 84 615 8137 5.
2. Almagiá Flores OA, Linaza Arce P. Anatomía del aparato digestivo. Pontificia Universidad Católica de Valparaiso. Edición segundo semestre. 2009.
3. Enfermería virtual. Sistema digestivo: anatomía. Col legi Oficial Infermeres I Enfermers. Barcelona. Disponible en: https://www.infermeravirtual.com/esp/actividades_de_la_vida_diaria/ficha/tubo_digestivo/sistema_digestivo
4. Enfermería virtual. Sistema urinario: anatomía. Col legi Oficial Infermeres I Enfermers. Barcelona. Disponible en: https://www.infermeravirtual.com/files/media/file/103/Sistema%20urinario.pdf?1358605607
5. Asociación de ostomizados de Aragón. Información al paciente ostomizado con: colostomía, ileostomía o urostomía.
6. López Madrid A. Cuidados de la ostomía y la piel periestomal en el paciente colostomizado. Trabajo fin de grado. Facultad de Ciencias de la Salud. Universidad de Jaén. 2014.
7. Abellán Morcillo I. Estimulación del asa eferente previa al cierre de ileostomía de protección. Estudio prospectivo randomizado. Universidad de Murcia. Facultad de medicina. 2014.
8. Luján J, Valero G, Hernández Q et al. Randomized clinical trial comparing laparoscopic and open surgery in patients with rectal

cáncer. Br J sung 2009; 96:982-9.
9. Pérdigo Bilbao L. Colostomías. técnicas. prevalencia. Luz en la palabra. Asociación de ostomizados "Argia". 2005; 5:9-11.
10. Barbado San Martin et al. Coloplast alterna. La solución específica para cada necesidad. Edita: Draft, Promoción de Mercados. 1997.
11. Guía de cuidados del paciente ostomizado. Duoc UC. Escuela de Salud.
12. Juárez Ruiz JL, López Galiano MC, Rojas Aguilar Y. Evolución histórica de las ostomías y cuidados enfermeros en cirugía. Rev Paraninfo Digital. 2011;5(13). Disponible en: http://0-www.index-f.com.avalos.ujaen.es/para/n13/pdf/p052.pdf.
13. Entendiendo su ostomía. Colostomía, ileostomía y urostomía. Ed. Hollister Incorpored. 2ooo.
14. Burch J. Essential care for patients with stomas. Nurs Times. 2011;107(45):12-14. Disponible en: http://search.proquest.com/docview/911946212?accountid=14555.
15. Ramos Girona MR. Problemas y soluciones más frecuentes en las colostomías. Enferm Integral. 2012(99):12-16. Disponible en: http://www.enfervalencia.org/ei/99/ENF-INTEG- 99.pdf
16. Rothstein MS. Dermatologic considerations of stoma care. J Am Acad Dermatol. 1986;15(3):411-432. Disponible en: http://search.proquest.com/docview/77055385?accountid=14555
17. Black P. Peristomal skin care: An overview of available products. Br J Nurs. 2007;16(17):1048-4. Disponible en: http://search.proquest.com/docview/68524538?accountid=14555.
18. Gil García N, Bóveda Fernández P. Guía clínica para el cuidado integral del paciente ileo o colostomizado. Rev Paraninfo Digital. 2011;5(13). http://0-www.indexf.com.avalos.ujaen.es/para/n13/pdf/c006.pdf.
19. Carrascosa González C. Estudio sobre la eficacia de la cura de lesión de piel periestomal con apósito hidrocoloide. Biblioteca Lascasas. 2011;5(13).
20. De Miguel Velasco M, Jiménez Escobar F, Pajaró Calvo A. Complicaciones de los estomas. Módulo 3. Actualización de las bases en coloproctología. ABACO. Programa de formación médica continuada.
21. Cuidados y manejo de la ostomía. Guía de buenas prácticas clínicas. Agosto 2009.
22. Canaval, Gladys Eugenia; Londoño, María Esperanza; Milena Herrera, Ana. Guía de enfermería para el cuidado de la persona adulta con estoma. Guías ACOFAEN. Biblioteca Lascasas, 2005; 1. Disponible en http://www.index-

f.com/lascasas/documentos/lc0026.php
23. Canaval GE, Londoño ME, Milena Herrera A. guía de enfermería para el cuidado de la persona adulta con estoma. Guías ACOFAEN. Biblioteca Lascasas, 2005;1. DISPONIBLE EN: http://www.index-f.com/lascasas/documentos/Ic0026.php

11 ANEXOS

ANEXO 1: Cambio de bolsa colectora

Cómo realizar el cambio de dispositivo. **1 Pieza**

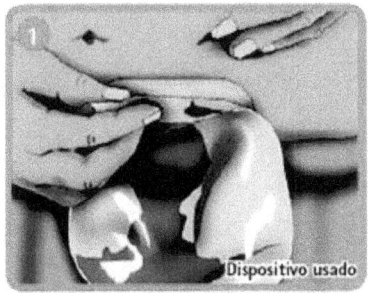

Retirar el dispositivo de arriba hacia abajo lentamente, sin provocar que la piel sufra tirones.

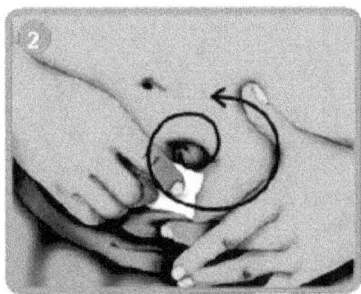

Realizar la higiene del estoma de dentro a fuera en espiral.

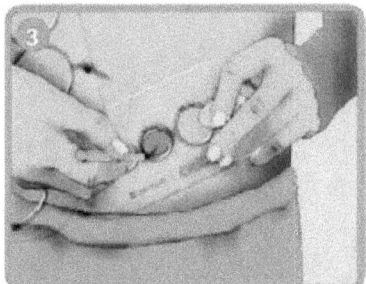

Medir tu estoma

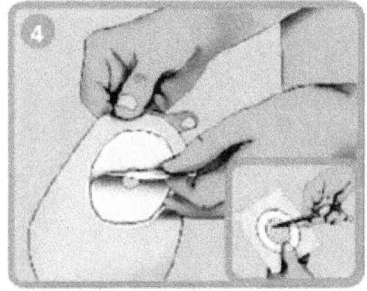

Recortar la base a la medida
Retirar el papel protector

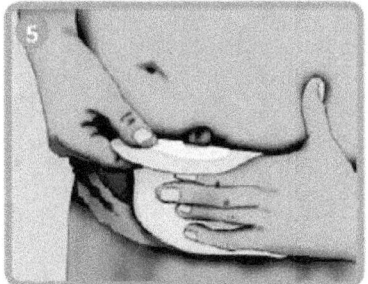

Colocar el dispositivo de abajo a arriba.

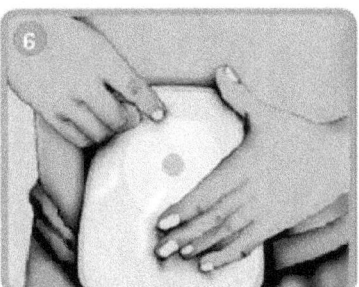

Presionar con la palma para activar el adhesivo con el calor de tu mano.

EDITOR: *Diego Molina Ruiz*

Cómo realizar el cambio de dispositivo. 2 Piezas

Retirada del dispositivo

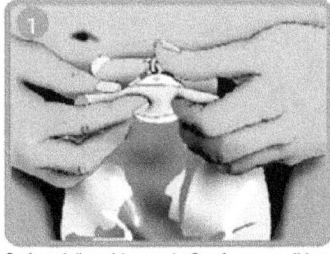
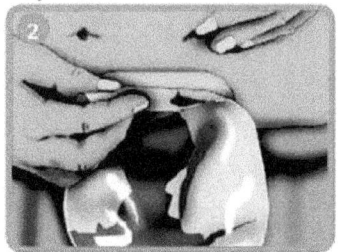

Retirar el dispositivo usado. Dos formas posibles:
A Quitar primero la bolsa y luego la placa.

B Retirar la bolsa y la placa simultáneamente.

Retirada de la placa y limpieza

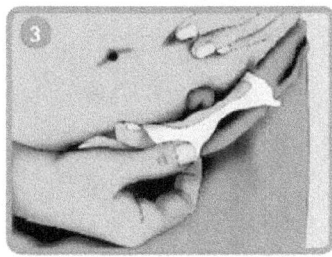
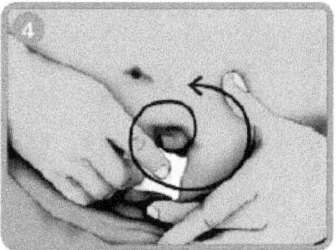

Retirar la base de arriba abajo sujetando la piel.

Realizar la higiene del estoma de dentro a fuera en espiral.

Medición del estoma

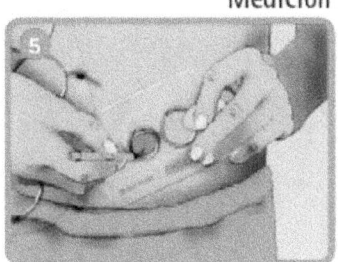
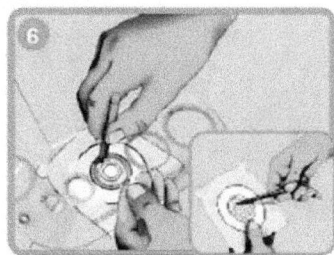

Medir el estoma.

Recortar la medida justa del estoma.
ATENCIÓN: Si recortas o eliges un diámetro superior al que necesitas, tu piel puede dañarse por efecto de las heces sobre la piel.

EDITOR: *Diego Molina Ruiz*

Colocación de la placa

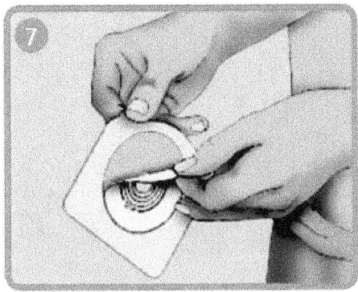
Retirar el papel protector de la lámina adhesiva.

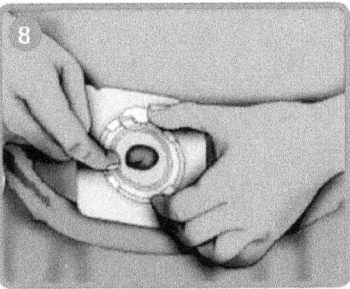
Aplicar la base sobre el estoma de abajo hacia arriba.

Colocación del sistema mecánico Almary Twin +

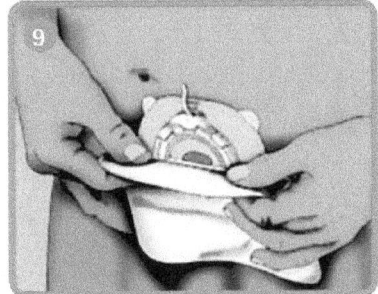
Abrir el seguro y conectar la bolsa.

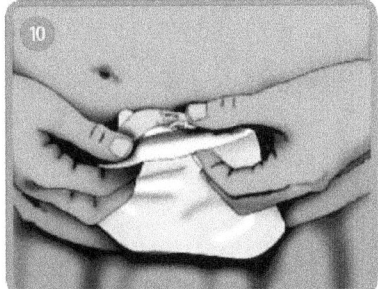
Cerrar el seguro de la base para evitar que el sistema se abra.

Colocación del sistema adhesivo

Retirar el protector.

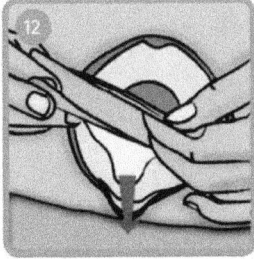
Aplicar la bolsa en la pestaña de la base.

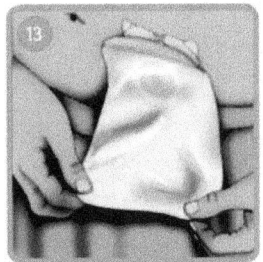
Expandir la bolsa para que las heces puedan entrar sin problemas.

Fuente: Ostomía Profesional
http://www.ostomiaprofesional.com/es/area-pacientes/soy-colostomizado/en-domicilio/cambio-de-la-bolsa.php

EDITOR: *Diego Molina Ruiz*

ANEXO 2:
Tabla 1: Elección del dispositivo

	Paso 1	
Abierta - ileostomía		Cerrada- colostomía
2 piezas	Paso 2	1 pieza
Plana	Paso 3	Convexa
Recortable	Paso 4 Moldeable	Precortada
	Paso 5 diámetro	
Transparente	Paso 6	Opaca
MINI	**MIDI**	**MAXI**

Fuente: Entendiendo su ostomía. Colostomía, ileostomía y urostomía. Ed. Hollister Incorpored. 2010.

EDITOR: *Diego Molina Ruiz*

SOBRE EL EDITOR

DIEGO MOLINA RUIZ, Puertollano (Ciudad Real), 15 de Febrero de 1959.

Formación académica

Licenciado en Enfermería. Universidad Hogeschool Zeeland (Holanda) 2002. Especialista en Enfermería Médico-Quirúrgica. Master en Ciencias de la Enfermería. Universidad de Huelva. Diploma de Estudios Avanzados en Medicina Preventiva y Salud Pública, Universidad de Huelva.

Lugar de trabajo

Enfermero Comunitario UGC Gibraleón del Distrito Sanitario Huelva Costa Condado Campiña.

Profesor asociado Departamento de Enfermería, Universidad de Huelva.

Experiencia previa

Autor y Editor de editorial especializada CC SS. Enfo Ediciones, FUDEN, Madrid.

Como docente ha impartido los Módulos 6 sobre Técnicas de Resonancia Magnética y 7 sobre Técnicas de asistencia en Exploraciones Ecográficas del Curso de Formación Profesional Ocupacional "Técnico en Radiodiagnóstico" con Expediente 98/2005/J/221 y N° 21 – 15, de la Consejería de Empleo de la Junta de Andalucía, con un total de 250 horas docentes.

Desde 2006 desarrolla labor docente como profesor asociado en la Universidad de Huelva.

EDITOR: *Diego Molina Ruiz*

Experiencia investigadora

- **Líneas de investigación:** Salud Laboral, Atención Primaria, Preanalítica, Salud Mental.
- **Participación en proyectos de investigación**
  - Investigador colaborador en el proyecto FIS 12/ 1099.
  - En la actualidad participa en un proyecto de investigación en salud FIS.
- **Participación en proyectos editoriales**

    Más de 40 artículos publicados en revistas de enfermería y biomédicas, nacionales e internacionales. Más de 65 capítulos de libros y 36 libros como autor y coordinador.

Otros méritos

Miembro del Comité de Ética Asistencial de Huelva.

SOBRE LA AUTORA

MARIA MERCEDES MURILLO VAZQUEZ, Huelva, 11 de Agosto de 1985.

Formación académica

Graduada en enfermería. Universidad de Huelva (2009-2013).

Lugar de trabajo

Enfermera de hospitalización en Hospital de la Defensa de Zaragoza.

Experiencia previa

Desde 2014 desempeña el rol de enfermera en distintos hospitales de Zaragoza, pertenecientes al Servicio Aragonés de Salud.

Publicaciones

- Autora de la publicación *"Lactancia materna, el mejor comienzo para la vida"*. (Libro impreso). Editado por Molina Moreno Editores. ISBN-10: 1533157863. Primera edición 6 mayo de 2016.

- Coordinadora del libro 9 *Cuidados de Traqueostomías*, de la colección *Notas sobre el cuidado de Heridas*. (Libro impreso). Editado por Molina Moreno Editores. Con ISBN-10: 1535312750, en primera edición de 15 de Julio de 2016.

- Coordinadora del libro 11 *Úlceras por Presión*, de la colección *Notas sobre el cuidado de Heridas*. (Libro impreso). Editado por Molina Moreno Editores. Con ISBN-10: 1536978639, en primera edición de 8 de Agosto de 2016.

EDITOR: *Diego Molina Ruiz*

TÍTULOS DE LA COLECCIÓN
Notas sobre el cuidado de heridas (15 Libros)

Libro 1: **HERIDAS AGUDAS.** Notas sobre el cuidado de heridas. Vol. 1
Libro 2: **QUEMADURAS.** Notas sobre el cuidado de heridas. Vol. 2
Libro 3: **HERIDAS TRAUMÁTICAS.** Notas sobre el cuidado de heridas. Vol. 3
Libro 4: **HERIDAS QUIRURGICAS.** Notas sobre el cuidado de heridas. Vol. 4
Libro 5: **HERIDAS CRONICAS.** Notas sobre el cuidado de heridas. Vol. 5
Libro 6: **HERIDAS INFECTADAS.** Notas sobre el cuidado de heridas. Vol. 6
Libro 7: **LESIONES CUTÁNEAS.** Notas sobre el cuidado de heridas. Vol. 7
Libro 8: **CUIDADO OSTOMIZADOS.** Notas sobre el cuidado de heridas. Vol. 8
Libro 9: **CUIDADO TRAQUEOSTOMÍAS.** Notas sobre el cuidado de heridas. Vol. 9
Libro 10: **DERIVACIONES CUTÁNEAS.** Notas sobre el cuidado de heridas. Vol. 10
Libro 11: **ÚLCERAS POR PRESIÓN.** Notas sobre el cuidado de heridas. Vol. 11
Libro 12: **PIE DIABÉTICO.** Notas sobre el cuidado de heridas. Vol. 12
Libro 13: **ÚLCERAS VASCULARES.** Notas sobre el cuidado de heridas. Vol. 13
Libro 14: **ÚLCERAS EXTRIMIDAD INFERIOR.** Notas sobre el cuidado de heridas. Vol. 14
Libro 15: **COMPENDIO DE HERIDAS.** Notas sobre el cuidado de heridas. Vol. 15

EDITOR: *Diego Molina Ruiz*

Nota del Editor:

Para poder atender cualquier consulta relacionada con el presente libro o bien con la colección a la que pertenece, quedo en todo momento a disposición de todos los lectores en la siguiente dirección de correo electrónico:

molina.moreno.editores@gmail.com

Edición impresa en papel y ebook disponible en:

www.amazon.com y www.amazon.es

EDITOR: *Diego Molina Ruiz*

Copyright © 2016 Diego Molina Ruiz

Edita: Molina Moreno Editores molina.moreno.editores@gmail.com

Diseño de portada: Diego Molina Ruiz

Título del Libro: Cuidados a Ostomizados

Libro número 8

Serie: Notas sobre el cuidado de Heridas

Primera edición: 14/09/2016

Tapa blanda, número de páginas: 72

Autora: Mª Mercedes Murillo Vázquez

Diego Molina Ruiz Ed.

All rights reserved / Todos los derechos reservados

ISBN-10: 1537701193
ISBN-13: 978-1537701196

Edición impresa en papel y ebook disponible en: www.amazon.com y www.amazon.es

Todos los derechos reservados. Este libro o cualquiera de sus partes no podrán ser reproducidos ni archivados en sistemas recuperables, ni transmitidos en ninguna forma o por ningún medio, ya sean mecánicos o electrónicos, fotocopiadoras, grabaciones o cualquier otro sin el permiso previo de los titulares del Copyright. Las imágenes han sido cedidas por los autores y se prohíbe la reproducción total o parcial de las mismas.

www.ingramcontent.com/pod-product-compliance
Lightning Source LLC
Chambersburg PA
CBHW060416190526
45169CB00002B/927